OBSERVATIONS

Sur le Traitement du Scorbut en pleine mer ;

*Présentées et soutenues à la Faculté de Médecine de Paris,
le 26 juillet 1810, conformément à l'article XI de la
loi du 19 ventose an 11,*

Par M. BELLEFIN,

Chirurgien de la Marine entretenu de première classe ; Membre
correspondant de la Société médicale d'Émulation.

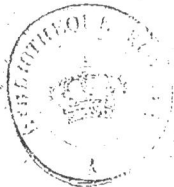

A PARIS,

DE L'IMPRIMERIE DE DIDOT JEUNE,

Imprimeur de la Faculté de Médecine, rue des Maçons-Sorbonne, n.° 13.

1810.

OBSERVATIONS

Sur le Traitement du Scorbut en pleine Mer.

INTRODUCTION.

Les obstacles nombreux que le médecin rencontre dans sa pratique ne consistent pas toujours dans l'obscurité du diagnostic et de l'étiologie ; ils dépendent souvent d'une infinité de circonstances étrangères à l'art, qui en paralysent les efforts, ou en entravent les ressources. Ainsi, outre les préjugés d'ignorance qu'il a sans cesse à combattre, et contre lesquels il prodigue sans fruit les raisonnemens et les conseils les plus sages, il a encore à lutter contre les effets pernicieux des passions dépendantes de la position sociale de son malade, et qui surviendront pour nourrir, pour aggraver ou pour compliquer le trouble déjà trop prononcé des organes. D'autres fois la pénurie, la misère, excluront les moyens actifs ; d'autres fois enfin, les localités ne permettront pas de recourir aux secours les plus salutaires.

Cette dernière situation est celle surtout dans laquelle se trouve placé le médecin navigateur, au milieu des malades et des mers qui l'entourent. Consigné sur son vaisseau, il ne peut employer que les moyens dont, par une sage prévoyance, il s'était muni avant que de se livrer aux chances de la navigation. Mais combien de fois ne voit-on pas ces mêmes moyens s'épuiser, s'altérer, ou même devenir complètement inefficaces, par des causes qu'il était impossible de calculer d'avance ? C'est alors que, livré aux seules ressources de son génie, il se voit souvent forcé de créer en quelque sorte une méde-cine nouvelle, c'est-à-dire d'abandonner la route frayée, pour re-courir aux expédiens que lui suggère son imagination exaltée à la fois par le besoin et par le danger.

Parmi les maladies qui affligent les gens de mer, le scorbut est sans contredit celle à laquelle il convient le mieux d'appliquer ce qui vient d'être dit. Sa fréquence et sa fureur le font regarder à juste titre comme le plus redoutable fléau des marins; et quelques puissent être les précautions qu'on lui oppose, on les voit souvent échouer contre l'influence soutenue de la constitution atmosphérique.

Quels doivent être à plus forte raison les ravages du scorbut, lors-qu'à cette influence pernicieuse viennent encore se joindre d'autres causes morbides, parmi lesquelles il faut principalement compter le manque de vivres frais, surtout d'eau potable, les fatigues excessi-ves, les affections morales attristantes!

C'est contre les effets de ces circonstances réunies que j'ai eu à lutter pendant mon voyage, comme médecin en chef du *Natura-liste*, l'un des vaisseaux faisant partie de la dernière expédition aux terres australes. Le scorbut faisait des progrès effrayans parmi l'é-quipage; l'intensité du mal résistait aux secours ordinaires de l'art: je dus en conséquence tenter de nouveaux moyens, et j'eus le bon-heur d'obtenir des succès.

Un exposé fidèle de la méthode que je suivis et de ses résultats fera le sujet de cet écrit. On conçoit qu'en suivant ce plan, je ne prétends pas donner une monographie du scorbut. Ce sujet, déjà épuisé par les travaux des *Rouppe*, des *Lind*, des *Pringle*, des *Trotter*, etc., et plus récemment encore par l'ouvrage plein de vé-rité et d'intérêt du docteur *Keraudren* (1) ne présenterait aujourd'hui que des redites fastidieuses; je ne m'arrêterai donc qu'aux points les plus étroitement liés aux vues curatives que je présente.

(1) Réflexions sommaires sur le scorbut.

Origine du Scorbut qui régna à bord du Naturaliste *et du* Géographe.

En consultant la relation du voyage aux terres australes rédigée par mon ami M. *Péron* (t. 1 , p. 8 , 9 , 10), on admirera sans doute les précautions de tout genre qui avaient été ordonnées par le Gouvernement pour assurer la santé des équipages ; ces précautions, jointes aux instructions sanitaires rédigées par le médecin en chef de la marine M. *Keraudren,* semblaient devoir écarter de nos vaisseaux toutes les causes de désastres. Les Anglais eux-mêmes ne peuvent s'empêcher en effet de rendre justice à l'excellence des réglemens et des institutions sanitaires de la marine française (*F. Thompson, an Essay on the scurvy.* London, 1790) ; mais qu'importent les réglemens les plus sages, les institutions les plus utiles, lorsque ceux des chefs qui sont chargés de leur exécution affectent d'en méconnaître les avantages, et s'obstinent à en repousser les bienfaits. Tel était malheureusement le chef principal de la grande expédition dont il s'agit. Que ne puis-je, avec son nom, abandonner ces tristes détails à l'oubli ? Mais l'intérêt de la science et ma propre justification m'imposent le devoir pénible de le rappeler ici.

Entraîné par des spéculations mercantiles, notre commandant, au lieu de charger ses vaisseaux des provisions de tout genre que de pareilles navigations exigent, les avait encombrés de marchandises (1). Cette substitution malheureuse le réduisit, dès les premiers jours de sa navigation, à rationner ses équipages avec trop de rigueur. Un tel début effraya les matelots : plusieurs désertèrent à Ténérif ; d'autres simulèrent diverses maladies pour se faire débarquer.

(1) Voyez *Bory,* de Saint-Vincent, Voyage aux quatre principales îles d'Afrique, t. 1, p. 186 et 192.

La traversée d'Europe à l'Ile-de-France suffit pour épuiser la plus grande partie de nos provisions ; la colonie, qui, depuis plusieurs années se trouvait sans communication avec la métropole, était hors d'état de fournir à nos besoins. Ce fut avec beaucoup de peine, que nous parvînmes à obtenir quelques mauvaises salaisons, un peu de blé et de biscuit avariés ; on fut réduit pour toute boisson à de mauvais tafia, dont les nègres seuls font usage dans cette colonie. Un dénuement aussi complet découragea les plus intrépides ; la plupart des matelots désertèrent ; la moitié des naturalistes, des officiers et des aspirans abandonnèrent l'expédition.

Il fallut former, pour ainsi dire, de nouveaux équipages, avec des hommes de toutes les couleurs, originaires de tous les pays, déserteurs de tous les pavillons, retirés pour la plupart des prisons et des hôpitaux, affaiblis déjà par les maladies ou la détention : tous ces hommes étaient d'ailleurs remplis de désespoir et de mauvaise volonté. Aucune espèce de rafraîchissement ne fut embarqué pour les malades, et plusieurs des médicamens les plus indispensables manquaient à bord de nos vaisseaux.

Dans un pareil état de dénuement, entreprendre une navigation aussi longue que périlleuse, n'était-ce pas se condamner aux épidémies les plus déplorables, à la mortalité la plus effrayante ?

Vingt ans de navigation dans toutes les mers, joints à une longue habitude de toutes les maladies des vaisseaux, n'étaient pas capables de me rassurer, et le succès de ma longue pratique me rendait plus cruels les malheurs que je ne prévoyais que trop ne pouvoir pas éviter.

Ces funestes pressentimens ne tardèrent pas à se vérifier ; d'abord le scorbut éclata sur nos vaisseaux. Il ne disparut un instant que pour faire place à la dysenterie et à des fièvres du plus mauvais caractère ; après quoi il revint de nouveau bien plus terrible et plus dévastateur que la première fois ; alors la saison, les orages, les brumes, etc. semblaient concourir avec lui à la ruine de nos équipages ; il exerça surtout les plus affreux ravages à bord du *Géographe*, dont il faillit entraîner l'entière dépopulation (1).

Indépendamment de toutes les causes générales dont je viens de parler, le caractère du commandant n'influa pas peu sur les désastres de ce dernier navire. Insensible à toutes les sollicitations de mon malheureux ami, M. le docteur l'*Haridon*; et de son digne adjoint M. *Taillefer*, il se refusa constamment à toutes les mesures les plus indispensables de la médecine préservatrice; et lorsque les entreponts étaient encombrés de malades, jamais il ne descendit leur porter des paroles de paix et de consolation; il refusait à ses médecins jusqu'à l'eau nécessaire pour le service de leur hôpital; et M. *Péron*, en rappelant dans son ouvrage, tom. 1, pag. 209, que quelques-uns des malheureux malades du *Géographe* avaient été réduits à boire leur urine, a donné l'horrible mesure des privations qu'ils avaient à souffrir.

Heureusement, et ce m'est une douce obligation d'avoir à le répéter ici, le capitaine *Hamelin*, qui commandait à bord du *Naturaliste*, était d'un caractère bien différent de celui de son chef; toujours prêt à seconder mes efforts, il entoura ses malades des soins bienfaisans et vraiment paternels. Ce que les ressources du bord ne pouvaient leur fournir, il le tirait de sa table et de ses provisions particulières: chaque jour il venait visiter mes malades; il les consolait, il ranimait leur courage; et si, dans nos communs désastres, j'ai eu la satisfaction de perdre beaucoup moins de monde que mes collègues du *Géographe*, c'est en grande partie à la tendre sollicitude du capitaine *Hamelin*, que je suis redevable de ce bonheur.

(1) Consultez sur cette dernière épidémie :

Péron, Voyage aux Terres australes, t. 1, p. 339 et 345.

L'Haridon-Crémenec, des Affections tristes de l'ame, comme cause du scorbut, in-4. Paris, Didot, 1804.

Taillefer, de la Dysenterie des pays chauds, et de sa complication avec le scorbut, in-4. Paris, Didot, 1807.

Ce fut durant notre séjour dans la baie des Chiens-Marins, à la terre d'Endracht, que l'équipage du *Naturaliste* éprouva les premières atteintes du scorbut; elles furent déterminées surtout par les variations brusques et répétées de l'atmosphère de ces parages (1).

Il était facile de prévoir que ce germe funeste ne manquerait pas de se développer pendant notre prochain séjour à la mer; cependant, comment trouver les moyens propres à combattre efficacement le fléau qui nous menaçait?

Les plages arides sur lesquelles nous nous trouvions étaient plutôt propres à l'entretenir qu'à nous offrir des ressources, et les provisions ainsi que les médicamens que nous avions à bord étaient diminués, épuisés ou altérés. Dénué de toute espèce de secours proportionnés à la gravité des dangers, je retraçai à mon esprit les diverses méthodes proposées contre le scorbut; je cherchai si les lieux que nous allions quitter ne présenteraient point quelque expédient d'une exécution facile. Mes regards se dirigèrent vers les bords d'une mer que nous devions bientôt parcourir. J'aperçus du sable, l'arénation se présenta à mon idée........ Je fis embarquer du sable.

Exposé de la méthode que j'employai, et de ses résultats.

Bains de Sable.

La corvette avait à peine quitté la baie des Chiens-Marins, qu'après trois ou quatre jours de mer, le scorbut se manifesta chez plusieurs matelots avec les symptômes les plus effrayans. Sur trois d'entre eux, les membres supérieurs et inférieurs se couvrirent de petites taches noires, leur dos participait à cet état, et était en outre parsemé de larges plaques d'un jaune foncé. Leurs membres

_____

(1) Voyag. aux ter. aust............, t. 1, p. 123 et 200.
Bullet. des Sciences méd. avril 1808, p. 30.

avaient considérablement augmenté de volume, et ils ne pouvaient marcher qu'à l'aide d'un appui. Leurs gencives étaient livides, noires, leurs bouches remplies d'aphtes gangreneux, leurs dents vacillantes, et leur salive d'une fétidité insupportable.

Je fis mettre dans une toile à voile la quantité nécessaire de sable que je fis chauffer au four ; je disposai en même temps un cadre à pied garni d'un matelas, et lorsque le sable eut acquis le degré de chaleur convenable, je plaçai la toile qui le contenait sur le matelas, je descendis avec la plus grande précaution le nommé Poulain, un des trois malades qui était suspendu dans un cadre à l'anglaise, et l'étendis sur le sable, que j'avais disposé également sur la toile. Je couvris de sable toutes les parties du corps de mon malade, et outre la première toile qui lui servait d'enveloppe, je crus devoir entretenir la chaleur du bain par une couverture de laine. Une sueur très-abondante se manifesta sur la figure ; elle fut suivie de quelques faiblesses, qui me déterminèrent à faire sortir le scorbutique de son bain. Il y était resté une heure un quart.

Le sable qui couvrait immédiatement la surface du corps était humide, sans cependant avoir perdu la chaleur. Une transpiration abondante s'était parfaitement établie, et j'essuyai la peau du malade avec un linge chaud, ensuite je le fis laver avec de l'eau plus que tiède, acidulée de vinaigre, afin d'enlever tout le sable qui s'était attaché à la surface des tégumens. Le corps fut essuyé de nouveau avec un linge fin et chaud. Je replaçai le malade dans son cadre, et le fis envelopper dans de la flanelle pour entretenir la transpiration, et après l'avoir bien couvert, je lui fis gargariser et nettoyer la bouche ; enfin je terminai par lui donner un verre de vin.

Les deux autres scorbutiques, Costé et Chilouet furent soumis au même traitement ; mais, beaucoup plus faiblement constitués que le malade dont il vient d'être question, ils supportèrent moins bien l'arénation. L'un d'eux eut au bout d'un quart d'heure de séjour dans le bain, des faiblesses vraiment alarmantes. Je parvins cependant à ranimer ses forces en lui faisant respirer du vinaigre, en lui en frottant les tempes, et en lui faisant prendre un verre de vin chaud. A l'aide de ces moyens, il fut en état de rester près de trois quarts d'heure dans le sable. Je provoquai la transpiration comme chez le précédent sujet, et elle fut très-abondante.

Le malade, quoique très-faible en sortant de son bain, éprouva bientôt une augmentation de forces, une liberté des mouvemens, en un mot un état de mieux-être tel, qu'il voulut se passer de secours étrangers pour s'essuyer, se laver, se frictionner et se coucher.

J'avais remarqué que des faiblesses inquiétantes se manifestaient chez tous mes scorbutiques, lorsqu'ils étaient restés un quart d'heure dans le bain : comme je présumai que ce phénomène dépendait probablement d'une transpiration trop brusquement provoquée, je crus devoir remédier à cet inconvénient en diminuant la chaleur du sable et en l'aspergeant de vinaigre. La vapeur sapide de ce dernier se faisait vivement sentir, et les malades s'en trouvèrent si bien, que je crus devoir adopter la même pratique pour les bains suivans. En effet, je ne vis plus se renouveler ces faiblesses qui m'avaient inspiré de si justes craintes.

Le premier de mes malades prit en tout neuf bains. Les trois premiers furent d'une heure un quart, et d'une heure et demie; les six derniers de deux heures.

Les deux autres scorbutiques, d'une constitution très-délicate, n'en prirent que six et de moindre durée. Le mauvais temps que nous essuyâmes, me força de les interrompre; mais notre arrivée à Timor et l'abondance de vivres frais que nous y trouvâmes, ne tardèrent pas à compléter en peu de jours la guérison des individus.

Quant au premier de mes malades, les symptômes scorbutiques s'étaient parfaitement dissipés lorsque nous étions encore en mer, et il sortit du poste parfaitement rétabli le quatorzième jour de l'invasion de la maladie.

Traitement de la Bouche.

Tout en administrant les bains de sable, que je considérai, ainsi que je le dirai plus bas, comme moyen curatif essentiel, je ne m'étais pas cru dispensé de diriger d'une manière particulière la médication vers un symptôme des plus graves de la maladie, je veux dire l'état de la bouche. On sait qu'au premier degré du scorbut les gencives sont légèrement gorgées et peu douloureuses ; au deuxième degré elles deviennent livides, boursoufflées et saignantes ; au troisième, les dents sont chancelantes dans leurs alvéoles et tombent. Les glandes salivaires sont extraordinairement gorgées ; elles secrètent une humeur très-abondante ; la bouche est parsemée d'aphtes gangreneux, desquels suinte une humeur âcre, corrosive, qui se mélange à la salive, contracte de la putridité, et répand une odeur tellement fétide et cadavéreuse, que les personnes les moins délicates ne peuvent la supporter sans éprouver un état de malaise, et un sentiment de suffocation bien pénible.

Plusieurs de mes scorbutiques étaient réduits à ce triste état, qui résistait aux moyens curatifs que je pouvais leur donner. Ils éprouvaient des quintes de toux fréquentes, suivies très-souvent de suffocation et d'hémorrhagies. Les gargarismes appropriés n'apportaient qu'un soulagement momentané, et je ne doutai plus que la salive, pervertie en passant dans l'arrière-bouche et dans les premières voies, n'aggravât les ravages du scorbut.

Je parvins à remédier à cet accident, et même à le prévenir en habituant mes malades à rester coucher sur l'un ou l'autre côté, et jamais sur le dos. Je leur faisais élever la tête, et je leur ordonnai de la tenir légèrement inclinée en avant, de manière que la salive pouvait couler librement vers une commissure des lèvres. Je plaçai et fixai au moyen d'un lien une compresse sur la joue pour éviter l'excoriation de la peau, accident que la causticité de la salive n'aurait pas manqué d'entraîner.

J'adaptai en outre un morceau d'éponge à une tige de six à huit pouces de long ; je la trempai dans de l'esprit de cochléaria mitigé, et je m'en servis pour comprimer légèrement les gencives, ainsi que pour toucher toutes les ulcérations de l'intérieur de la bouche. Je répétai plusieurs fois dans la journée cette petite opération, et particulièrement avant et après l'ingestion des alimens, comme aussi avant et après le sommeil.

Dans les intervalles, je fis gargariser avec le sirop et l'esprit de cochléaria. Ce seul procédé suffit pour faire disparaître chez plusieurs la toux convulsive ; les gencives se dégorgèrent, et de livides et noires qu'elles étaient, elles devinrent fermes et vermeilles ; les escarres gangreneuses tombèrent, les dents se raffermirent, en un mot, l'état de la bouche s'améliora d'une manière si prompte, que, dans l'espace de dix à douze jours, quelques-uns de mes malades purent manger des galettes de biscuit.

Réflexions sur les observations précédentes.

L'arénation n'est point un moyen nouveau.

Les bains de sable ont subi le sort de tant d'autres moyens actifs et salutaires que la médecine semble avoir négligés. Peut-être leur extrême simplicité est-elle une des principales causes de cet oubli. Quoi qu'il en soit, l'action soutenue d'une chaleur sèche sur la peau ne peut être considérée avec indifférence, aujourd'hui surtout où nous apprécions mieux que jamais la sympathie qui règne entre le système cutané et les principaux organes de notre économie.

Si les anciens n'avaient point une théorie aussi éclairée que la nôtre, il faut avouer qu'ils n'en étaient pas moins observateurs par excellence, et les nombreux succès qu'ils semblent avoir obtenu des bains secs n'auront pas peu contribué à accréditer ce moyen parmi eux. *Sudor*, dit CELSE (1), *duobus modis elicitur, aut sicco*

(1) Lib. 2, c. 17, *de sudore.*

calore, aut balneo. Tantôt c'était du sable , du sel et du millet chauds qu'ils employaient (1) (*arenatio*) ; d'autres fois c'était de la boue plus ou moins chaude (2) (*saburratio*), *illutatio*), ou bien la simple insolation (3) (*insolatio*, *heliosis* ; d'autres fois enfin on approchait plus ou moins de la peau des charbons ardens, où on les y appliquait immédiatement aussitôt qu'ils étaient éteints (4), (*adassatio*, *paroptesis*).

L'emploi de ces divers moyens faisait partie de ce que la secte méthodique appelait la *curation métasyncritique* , et par laquelle on croyait appeler la matière morbifique vers l'extérieur ; on graduait ordinairement l'irritation qu'on portait sur la peau, de manière à procéder des irritans moindres aux plus forts (5).

Ce serait m'éloigner de mon but que d'entrer dans de plus amples détails sur l'origine et la théorie ancienne de cette méthode, ainsi que sur les abus qu'en ont pu faire quelques médecins de l'antiquité. Il sera plus intéressant sans doute de retrouver ce procédé chez des peuples barbares, qui, n'ayant que leur instinct et leur expérience pour guides, ne le pratiquent qu'empiriquement. En effet , les bains de sable sont en usage sur la côte d'Afrique , ainsi que dans les colonies de l'occident, dans plusieurs maladies des nègres. On enterre ceux-ci jusqu'au cou dans le sable , que le soleil a fortement

---

(1) *Fomenta quoque calida sunt , milium , sol , arena , quodlibet eorum calefactum , et in linteum conjectum. Si minori vi opus est , etiam solum linteum.* CEL-sus , t. 6.

(2) Voy. BACCIUS , *de Thermis* , l. 2 , c. 17. ORIBASIUS , *Med. coll.* lib. 10 , t. 8.

(3) HÉRODOTE , c. 9, 10 et 11.

(4) CÆL. AURELIANUS , *de Morbis acutis et chronicis.* Lib. 8. « *Etiam* περιπτησις *adhibenda erit ex carbonibus æquali vapore madentibus* ».

(5) Voy. CÆL. AUREL. O. C. PAUL D'ÆGINE , *de re medicâ* , l. 3 , c. 63 et 68. VERLHOF , *Op. omnia* , t. 1 , 23 et suiv.

échauffé ; et *Nicolas Fontana*, dans ses observations sur les maladies qui affectent les Européens dans les climats chauds et dans les voyages de long cours, a remarqué les meilleurs effets de cette pratique, surtout dans les affections scorbutiques.

M. *Rolin.*, chirurgien-major de *la Boussole*, vaisseau faisant partie de l'expédition de l'infortuné de la Pérouse, écrit, en 1786, que les Américains qui habitent la côte nord-ouest, vers le 32.ᵉ degré deux tiers de latitude, emploient également les bains de sable comme le moyen curatif le plus efficace de la maladie vénérienne, très-commune sur cette côte. L'action oblique des rayons solaires sur les terres du nord de l'Amérique n'étant pas suffisante pour donner au sable le degré de chaleur propre à exciter de fortes sueurs, on l'échauffe à l'aide du feu, ainsi que la fosse destinée à recevoir le malade, qui, dès qu'il en sort, va se laver à la mer, ou dans une rivière voisine.

Première application des Bains de sable en pleine mer.

C'est à M. *Roblet*, médecin du *Solide* (voyez le *Voyage de découverte de Learchand*), qu'appartient le mérite d'avoir le premier appliqué en pleine mer, et avec le plus grand succès, les bains de sable, contre le scorbut. Je déclare en même-temps que c'est à cet estimable confrère que je dois l'idée d'une méthode qui depuis m'a si bien réussi (1).

Lorsque *le Solide* quitta les îles Sandwick, le scorbut se déclara chez un individu avec les symptômes les plus menaçans, et tels qu'ils annonçaient une destruction très-prochaine. A la seule approche de terre, trois dents du malade étaient subitement tombées. M. *Roblet* fit chauffer du sable dans une grande chaudière, et y mêla une

_____

(1) Parmi les auteurs plus récens, M. *Keraudren* paraît être le seul qui ait donné à ce moyen tout l'intérêt qu'il mérite. Voy. son Tableau des moyens anti-scorbutiques.

quantité de sable froid suffisante pour modérer la chaleur et la rendre plus supportable. Le scorbutique fut placé dans ce bain, où il plongeait jusqu'à mi-cuisses : le temps était sec et beau, et à midi le thermomètre monta à 25 degrés. On ne laissa le malade qu'une demi-heure dans le sable. Les jambes étaient alors engourdies, surtout les tendons extenseurs, circonstances que M. *Roblet* crut devoir attribuer à la position gênante que le matelot avait gardée. Il le fit coucher, en lui recommandant de se tenir assez couvert pour ne point éprouver l'action de l'air extérieur.

Après deux heures de repos, l'état où se trouva le malade sembla tenir du prodige : plus d'enflure, plus de roideur, même dans les tendons, les ecchymoses presque dissipées et devenues jaunâtres; la plante des pieds, auparavant très-douloureuse, ne causant plus aucune sensation désagréable. Enfin M. *Roblet* eut la satisfaction de voir son essai passer de beaucoup ses espérances. Huit jours de bains de sable, le deuxième d'une heure, les autres de deux heures, suffirent pour opérer la cure plus complète. Tous les symptômes du scorbut disparurent pour ne plus se montrer, et ce malade n'a point cessé de jouir de la meilleure santé pendant les dix derniers mois que dura l'expédition.

M. Roblet, après avoir donné les plus grands détails sur le succès de son procédé, conseille d'embarquer à bord de chaque vaisseau une baignoire de tôle à double fond, dans laquelle on puisse introduire sans danger le feu destiné à chauffer le sable. Elle doit être assez spacieuse pour contenir une quantité de sable suffisante pour en couvrir les jambes et même la moitié du corps du malade.

Quelque utile que ce dernier moyen puisse paraître d'abord, je crois cependant devoir faire observer qu'il a plusieurs inconvéniens dont mon procédé paraît être exempt.

1.° Dans un voyage de long cours, où les vaisseaux sont d'ordinaire encombrés des choses les plus indispensables, l'embarquement

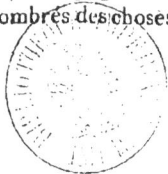

3

de la baignoire, ou plutôt des baignoires dont il s'agit, n'est pas exempt de difficultés et d'embarras.

2.º L'arrimage de ces baignoires en offre bien davantage encore ; il suffit d'un de ces accidens de mer si communs durant les gros temps pour qu'elles se trouvent écrasées dans les entreponts.

3.º Indépendamment de la place que cette cuvette doit occuper et de l'embarras qu'elle cause, son usage entraîne un autre inconvénient non moins grave, dans la consommation du bois nécessaire pour faire chauffer le sable des bains. Cet inconvénient peut devenir absolument irrémédiable dans le cas où le nombre des scorbutiques serait grand et le bois rare à bord des navires : or ces deux circonstances ne se trouvent malheureusement que trop souvent réunies.

4.º L'établissement de ces baignoires, alors qu'il s'agit d'en faire usage, ne saurait être éloigné du lieu même où se trouvent déposés les malades, et conséquemment il faudrait les placer ou dans la fausse-cale ou dans l'entrepont. Or l'allumement et l'entretien de très-gros feux dans ces parties profondes des vaisseaux peut, et sans doute avec raison, en alarmant les capitaines et les marins les plus raisonnables, rendre inutiles les cuves dont il s'agit.

5.º Si, pour remédier à ce dernier inconvénient, on voulait établir les baignoires dans la partie supérieure des navires, alors le transport des malades deviendrait indispensable ; et l'on sait combien un tel dérangement est nuisible et dangereux dans le dernier degré du scorbut ; souvent même il doit être alors rigoureusement inexécutable (1).

6.º A tous ces inconvéniens plus ou moins graves, la cuvette de M. *Roblet* me paraît en réunir un dernier peut-être plus grave encore. D'après cette méthode, en effet, le malade se trouvant assis

(1) Voy. *Anson*, Voyage autour du monde.

dans la baignoire, il faut une grande quantité de sable pour le couvrir jusqu'aux épaules. Or toute cette colonne de sable qui presse
sur les membres inférieurs, ne saurait manquer, dans plusieurs
cas, d'occasionner des douleurs très-fortes aux malades. Il ne serait
même pas impossible qu'elle n'occasionnât, lorsque la maladie est
déjà très-avancée, des déchirures, ou même des hémorrhagies inquiétantes. La mollesse extrême de toutes les parties, la facilité
prodigieuse qu'elles ont alors à s'ulcérer, à saigner, à devenir gangreneuses, n'offrent que trop de probabilités en faveur de cette hy-
pothèse.

Le moyen dont j'ai fait usage n'entraîne au contraire aucune espèce d'accident ou d'embarras avec lui : il suffit de la chaleur du
four où l'on fait cuire le pain de l'équipage pour chauffer telle quantité de sable dont on a besoin ; il n'exige aucune consommation ex-
traordinaire de bois ; il écarte la crainte du feu ; il donne les moyens
d'appliquer les bains au pied du lit même des malades ; il permet de
graduer, pour ainsi dire au gré du médecin, la chaleur qu'il veut
développer sur tel ou tel point ; et la pesanteur du sable, également
répartie sur toutes les parties du corps, ne saurait en léser aucune.
La seule objection raisonnable qu'on pourrait faire à mon procédé,
c'est qu'il est des cas, et nous nous y sommes trouvés nous-mêmes,
où les farines manquent à bord des vaisseaux, et où par conséquent
il faudrait chauffer le four exprès pour le sable des bains. Ce dernier
inconvénient est le seul que mon procédé puisse avoir de commun
alors avec celui du docteur *Roblet* ; mais dans ce cas extrême, pour
peu que le nombre des malades soit grand, il doit y avoir encore
de l'économie à chauffer le four, puisqu'en une seule fois il est possible d'obtenir telle quantité de sable chaud qu'on puisse desirer,
tandis que la nécessité de renouveler celui des baignoires à chaque
bain (et ce renouvellement me paraît indispensable) exige, pour
cette opération répétée beaucoup plus de bois et de temps. Enfin
mon procédé est le seul qu'il soit possible de mettre en usage alors
qu'on est privé des baignoires de cuivre à double fond dont il s'agit ;

et il est aisé de sentir combien ce dernier cas doit se rencontrer fréquemment sur mer.

De la manière d'agir des Bains de sable dans le Scorbut.

Lorsqu'on médite avec quelque attention les meilleurs écrits qui ont été publiés sur le scorbut, ou lorsqu'on a soi-même occasion d'observer cette maladie, on ne tarde pas à se convaincre que sa cause prochaine est une atonie du système vasculaire.

« Le gonflement; dit M. le docteur *Keraudren* (1), le saigne-
« ment des gencives, l'ouverture des anciennes plaies, les hémor-
« rhagies de toute espèce, n'ont pas d'autre origine. Il n'est aucune
« autre affection de l'économie animale dans laquelle on ait plus
« fréquemment occasion d'observer tant d'altération dans les vais-
« seaux : le sang coule par le nez, le vagin, les veines hémorrhoï-
« dales, etc. ».

Cet état de choses s'accorde encore avec la nature des causes éloi-
gnées qui décident, *dans la règle*, le scorbut, et qui toutes peuvent
être considérées comme éminemment affaiblissantes. Parmi elles,
l'humidité de l'atmosphère mérite incontestablement d'occuper la
première place (2); aussi le voyons-nous se manifester de préférence sur la mer, pendant les froids brumeux des régions polaires,
ou pendant les chaleurs de la torride, qui mettent en évaporation
continuelle, non-seulement la surface aqueuse qui entoure le vaisseau, mais surtout l'eau qu'on ne peut empêcher de s'y intro-

---

(1) O. C. p. 9 et 29.

(2) Quelle que soit la vertu antiscorbutique des végétaux récens, il ne faut
pas croire qu'elle soit infaillible dans tous les cas. L'humidité paraît avoir
une telle force pour produire le scorbut, que, tant que cette cause persiste, cette
maladie continue d'étendre ses ravages, et la bonne qualité des alimens, les végétaux eux-mêmes ne peuvent alors en arrêter les progrès. Voy. *Keraudren*,
ouv. cit. p. 60.

duire (1), si les autres causes occasionnelles bien connues du scorbut, telles particulièrement que le défaut de vivres frais, les fatigues, lès affections morales, etc., contribuent puissamment à sa formation, on peut assurer, par expérience, qu'elles seraient insuffisantes, si elles n'étaient aidées de l'humidité atmosphérique, où les variations continuelles du temps amènent les brumes, les pluies souvent pro-longées, les coups de vent qui, en ouvrant les coutures du vaisseau, permettent à l'eau d'y pénétrer. En vain cherche-t-on alors à sécher l'intérieur du navire en y établissant la plus grande propreté, en fai-sant transporter fréquemment des bailles maçonnées, dans lesquelles on brûle un bois sec, en employant les ventilateurs, les manches à vent, etc., en un mot, tout les moyens que l'hygiène navale prescrit; on parvient tout au plus à diminuer l'humidité, mais jamais à la dissiper complètement.

On trouve dans le Bulletin des Sciences médicales (avril 1808), une notice sur quelques applications météréologiques à l'hygiène navale. M. *Péron*, auteur de cet intéressant travail, y prouve, entre autres, que l'humidité est habituellement plus considérable dans le vaisseau qu'à l'air libre, et que la différence entre l'humidité de l'at-mosphère et celle de l'intérieur du navire est en général plus grande que la différence de température.

Cette dernière, d'après ses observations, n'a pas été de plus de 3 à 4 degrés, et la différence hygrométrique s'est élevée souvent jusqu'à 10 et 12 degrés. Ce seul fait prouve ce que je viens d'a-vancer, et explique comment des latitudes opposées, quant à la température, peuvent produire un même effet, le scorbut.

Il résulte de cette recherche étiologique, à laquelle j'aurais pu donner une plus grande extension, que si le scorbut est une maladie

---

(1) Rien n'est plus difficile à combattre que l'humidité dans un bâtiment, soit que brûlé par le soleil des tropiques; il se trouve perpétuellement soumis à une atmosphère sursaturée d'eau en évaporation, soit qu'il se trouve transporté sous un ciel moins pur.

atonique , que si l'atonie accable généralement le système vasculaire, elle doit surtout résider dans le système capillaire cutané, soit qu'il ait été compromis primitivement, soit qu'il l'ait été secondairement. En effet, sous tous les climats possibles, l'humidité prolongée et réunie à un régime débilitant, paralyse surtout les fonctions de la peau. La surface du corps devient sèche, et aucune perspiration sensible ne s'y manifeste. Ainsi nous voyons les maladies de peau les plus rebelles se présenter de préférence sous les latitudes les plus opposées. Les Lapons sont sujets au radesyge, que quelques médecins ont aussi appelé *le scorbut arctique;* les Arabes et les Africains à la lèpre.

Or, si le scorbut ne peut à la rigueur être considéré comme appartenant aux affections cutanées, quoique sous bien des rapports il offre des points de ressemblance avec les plus graves d'entre elles, on ne saurait disconvenir qu'il ne peut exister sans une abolition plus ou moins prononcée des fonctions de la peau , soit que cette abolition doive être regardée comme la cause ou comme l'effet de la maladie. Dans la première supposition , tout ce qui pourra rétablir promptement l'énergie du système vasculaire cutané détruira ou diminuera l'énergie de la maladie en en détruisant ou en diminuant la cause.

Dans la seconde supposition, on atteindra encore le but désiré en suivant la même conduite ; parce qu'en médecine on réussit souvent à rappeler la santé , en agissant en sens contraire des effets morbides , dont la cause ne peut être directement atteinte. C'est ce qui me semble avoir lieu dans la manière d'agir des bains de sable, comme moyen curatif du scorbut.

Ici l'adynamie est générale ; mais elle se manifeste principalement dans le système capillaire de la périphérie.

Les bains de sable, par leur chaleur sèche, par l'irritation mécanique qu'ils déterminent, et peut-être aussi par une véritable action chimique des parties salines qu'ils contiennent (1) , stimulent d'une

_____

(1) Ne peut-on pas croire en effet que les muriates, et particulièrement le

manière aussi rapide qu'énergique, le même système, et y décident une excitation égale, universelle et bienfaisante, qui ne tarde pas à se propager sur le reste des organes. Aussi voit-on bientôt survenir des phénomènes qui indiquent ce changement salutaire. Des sueurs abondantes suivies d'un soulagement marqué, d'une augmentation des forces vitales, légitiment la dénomination que les anciens donnaient à cette méthode, qu'ils appelaient *recorporatio* ; les malades ne sont plus les mêmes, ils sont vraiment restaurés.

M. *Montain*, médecin à Lyon, a donné, dans le Bulletin des Sciences médicales (février 1808), une observation des plus intéressantes sur une fièvre adynamique avec rechûte, dans laquelle il a déterminé une crise favorable par un bain de cendres chaudes. Ce fait se lie si étroitement à mon sujet ; il confirme si bien ce qui vient d'être dit, que je ne puis m'empêcher de le rapporter ici par extrait.

La malade qui fait le sujet de l'observation était une demoiselle âgée de onze ans, sœur de M. *Montain*.

« Le 13, état désespéré, annoncé par l'abattement complet des forces, le défaut de contractilité de la pupille, le relâchement des paupières supérieures, le décubitus, les déjections involontaires, l'immobilité, le refroidissement des membres; enfin tous les signes d'une mort très-prochaine. M. *Cartier* proposa d'envelopper la malade dans une peau de mouton récemment écorchée; je proposai

muriate de chaux, qui sont en si grande quantité dans l'eau de mer, se trouvant, par la chaleur qu'ils ont subie dans le four, privés de toute humidité, exercent alors à la surface de la peau une action hygrométrique assez puissante pour la forcer de se dessaisir en quelque sorte de tous les fluides qui engorgent son tissu, et semblent en quelque sorte le ramollir et le dissoudre? Les belles expériences de *Saussure* (Essai sur l'hygrométrie.) ne permettent guère de révoquer en doute l'action chimico-physique que je suppose ici, et l'on sait assez que la construction des hygromètres repose sur ce principe. D'après cette idée, je n'hésite pas à croire que le sable pris au bord de la mer est préférable pour les bains dont il s'agit, et c'est celui que j'ai cru devoir employer moi-même pour mes expériences.

comme moyen analogue , mais plus puissant, de la mettre dans des
cendres échauffées , jusqu'à un degré insupportable dans l'état de
santé. Ce médecin, toujours guidé dans ses actions par le bien de
l'humanité , plus jaloux de sauver la malade que de faire passer son
avis, voulut bien approuver ce moyen. On passa au tamis soixante
livres de cendre de bois neuf, qui furent chauffées dans un four:
il en fut formé deux espèces de matelas dont la malade fut entourée,
étant dépouillée de tous vêtemens.

Il y avait à peine quinze minutes qu'elle était dans cette espèce de
bain sec et chaud, que le pouls se ranima : après une demi-heure,
une légère moiteur se fit apercevoir sur le visage; la vie paraît se
propager dans toutes les parties du corps; la tête s'agite, les yeux
cherchent à recevoir les impressions de la lumière; elle se plaint
de la chaleur et de la dureté de son lit. Il y avait près d'une heure
qu'elle était dans cet état, lorsque la moiteur devint générale; elle
y demeura encore une demi-heure, et je la fis ensuite transporter
dans un lit préparé et chauffé pour la recevoir.

La langue était humectée; ses vésicatoires avaient repris leur sen-
sibilité et leur rougeur; toutes les parties du corps étaient sensibles;
les facultés intellectuelles, quoique faibles , n'étaient pas troublées;
elle demandait avec instance des alimens, mais on se garda bien de
la satisfaire. La nuit se passa sans accident, et fut partagée entre la
veille et un sommeil tranquille.

Le 14, divers phénomènes critiques précédèrent la convales-
cence ».

Doit-on considérer les bains de cendres chaudes dans le cas précédent ? Doit-on regarder les bains de sable , dans les affections scorbutiques, comme moyens perturbateurs? Je ne puis partager tout-à-
fait cette opinion.

Si on entend par moyens perturbateurs ceux, comme le dit le docteur *Graperof* à la suite de l'observation rapportée, qui, déterminant
un grand mouvement dans l'économie , ont une action énergique

souvent salutaire, que l'on ne peut encore expliquer d'une manière satisfaisante, la plupart des secours thérapeutiques appartiendraient à la médecine perturbatrice. Mais ici, quand bien même on ne pourrait expliquer d'une manière plausible l'action des bains secs, on peut au moins prévoir, avec quelque certitude, leurs effets sur l'économie animale, et cette dernière condition suffit, ce me semble, pour les faire sortir de la catégorie des moyens perturbateurs. Ceux-ci, en effet, pris dans l'acception la plus rigoureuse du mot, lequel, au reste, ne sert qu'à voiler notre ignorance, ne présentent point le même avantage; ils ne sont rien ou peu de chose pour le médecin rationel, par cela même qu'il ne peut en prévoir ni en calculer approximativement le résultat. D'ailleurs doit-on appeler moyen perturbateur celui qui rend le malade à la santé? à moins cependant qu'on ne veuille rapporter le mot *perturbation* à la maladie même. Dans tous les cas, cette expression, soit dit en passant, me semble trop vague pour mériter d'être conservée aujourd'hui, où l'on tend à rendre la médecine de plus en plus exacte.

On ne regardera pas non plus l'action des bains de sable comme purement locale ou symptômatique; l'impression universelle qu'ils produisent, les effets généraux qui s'ensuivent, doivent les élever au rang des moyens thérapeutiques constitutionnels, ou, en d'autres mots, les bains de sable appartiennent à la médication radicale, et non à celle symptômatique du scorbut.

Les bains de sable ne dispensent point des autres moyens thérapeutiques et hygiéniques propres à combattre le scorbut.

Si l'humidité, par son action directe sur les fonctions du système cutané et sur celles de la respiration, lesquelles, comme le prouve M. le professeur *Richerand* (1), ont entre elles les plus grands rap-

_____

(1) La plus grande ressemblance existe entre la transpiration cutanée et la transpiration pulmonaire; toutes deux sont de simples exhalations artérielles, et la membrane muqueuse qui tapisse l'intérieur des voies aériennes n'est

ports, détermine principalement le scorbut, il ne s'ensuit pas pour cela que d'autres causes, dont j'ai déjà indiqué les principales ; ne coopèrent en même temps à la formation de cette maladie.

Aussi suis-je loin de prétendre que la méthode que je viens d'exposer puisse dispenser des autres secours thérapeutiques et hygiéniques que l'expérience et le raisonnement indiquent. Je suis même bien éloigné de la considérer comme un remède suffisant dans ces cas déplorables où la masse entière des équipages se trouve frappée du scorbut, où la marche rapide de tous les symptômes semble refuser au médecin le temps d'agir, où la tempête se réunit à la disette pour exaspérer un tel fléau ; dans ces cas où les médecins et les infirmiers en sont eux-mêmes frappés, où les animaux domestiques succombent eux-mêmes à la violence du mal, où les vaisseaux, devenus en quelque sorte le jouet des vents, ne comptent plus assez de bras pour exécuter les manœuvres les plus indispensables. Telle, dans ces derniers temps, s'est trouvée la position des vaisseaux l'*Alexandre* ; le *Friendship*, l'*Iphigénie*, le *Nootka*, etc.; telle a été celle aussi de notre malheureuse corvette le *Géographe*. (Voyez le Voyage aux Terres australes, t. 1, p. 339-345).

Sans doute il est possible de croire que, dans ces cas affreux, le moyen borné (comme tous ceux de l'art) que j'indique ici serait insuffisant pour arrêter de pareils ravages ; mais il reste à savoir si, par un sage et prompt emploi de ce même moyen, il ne serait pas possible de les prévenir ou du moins d'en ralentir la marche. C'est à l'expérience seule qu'il appartient de prononcer sur cette importante question.

Il ne me reste plus qu'à développer en peu de mots les raisons qui m'ont porté à adopter le procédé que j'ai suivi pour le traitement local de la bouche. Il ne saurait être négligé lorsque la sécré-

---

autre chose que la peau qui s'est prolongée dans ces organes en même temps que dans le *tube digestif*. nouv. Elém. de Physiol. t. 1, p. 415 de la 4.ᵉ édition.

tion salivaire commence à s'altérer. On conçoit aisément à quel point doit être malfaisante l'impression que produit sur la membrane muqueuse de l'œsophage et de l'estomac le passage des humeurs viciées qui se forment dans la cavité buccale ; combien elles doivent contribuer à la toux et à la dyspnée ; combien surtout leur résorption dans le torrent de la circulation doit déterminer de désordres propres à aggraver l'état du malade. Ces seules considérations légitimeront l'utilité des moyens par lesquels je suis parvenu, non-seulement à expulser au-dehors la plus grande partie de ces humeurs à mesure qu'elles s'accumulaient dans la bouche , mais encore à déterger l'intérieur de celle-ci. Quoique cette opération ne soit dirigée que sur un symptôme , on voit qu'il est assez grave pour que sa palliation influe avantageusement sur l'état constitutionnel du malade.

HIPPOCRATIS COI APHORISMORUM.

LIBER I.

(Ex interpretatione J. HEURNII.)

10. Quibuscunque igitur morbi summus vigor in procinctu est, extemplo tenuem diætam victitent. Quibus verò seriùs futurus est morbi vigor, et eo ipso tempore (vigoris), et paulo antè est deducendum. Antea verò liberaliùs indulgendum , ut æger par esse possit.

11. In paroxysmis à cibo abstinendum est, nam ejus accessio damno est. Quin etiam quæ periodis quibusdam ingravescunt, in horum paroxysmis abstinere oportet.

12. Jam verò paroxysmos et status morborum ipsi pro se quique morbi aperirent, et anni tempora , et statæ peridiodorum vices, interque se reciprocationes, si quotidianæ illæ fuerint, tum si alternis diebus repetant, tum si majoribus intervallis. Eò quoque pertinent epiphænomena : ut si ineunte pleuritide expectatoratum ilico appareat, brevis est morbus : si autem seriùs, diuturni. Quin et urinæ et dejectiones, et sudores, ut apparuerint, secundi aut sinistri morbos judicii, breves aut diuturnos fore significant.

13. Senes (quibus est cruda viridisque senectus) inediæ patientissimi sunt : mox homines constantis ætatis : nequaquam adolescentes : maximèque omnium pueri : atque omnino qui id ætatis fuerint alacriores.

14. Quæ corpora incrementis augescunt, plurimum habent calidi nativi, propterea que ; plurimo egent alimento, alioqui horum corpus tabescit. Senibus verò parum caloris superest : quò fit ut paucis fomitibus contenti sint, nam copiâ extingueretur facilè. Quæ causa est cur senibus non ita sint febres acutæ, frigidum enim est eorum corpus.

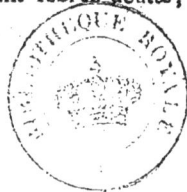

www.ingramcontent.com/pod-product-compliance
Lightning Source LLC
Chambersburg PA
CBHW070157200326
41520CB00018B/5442